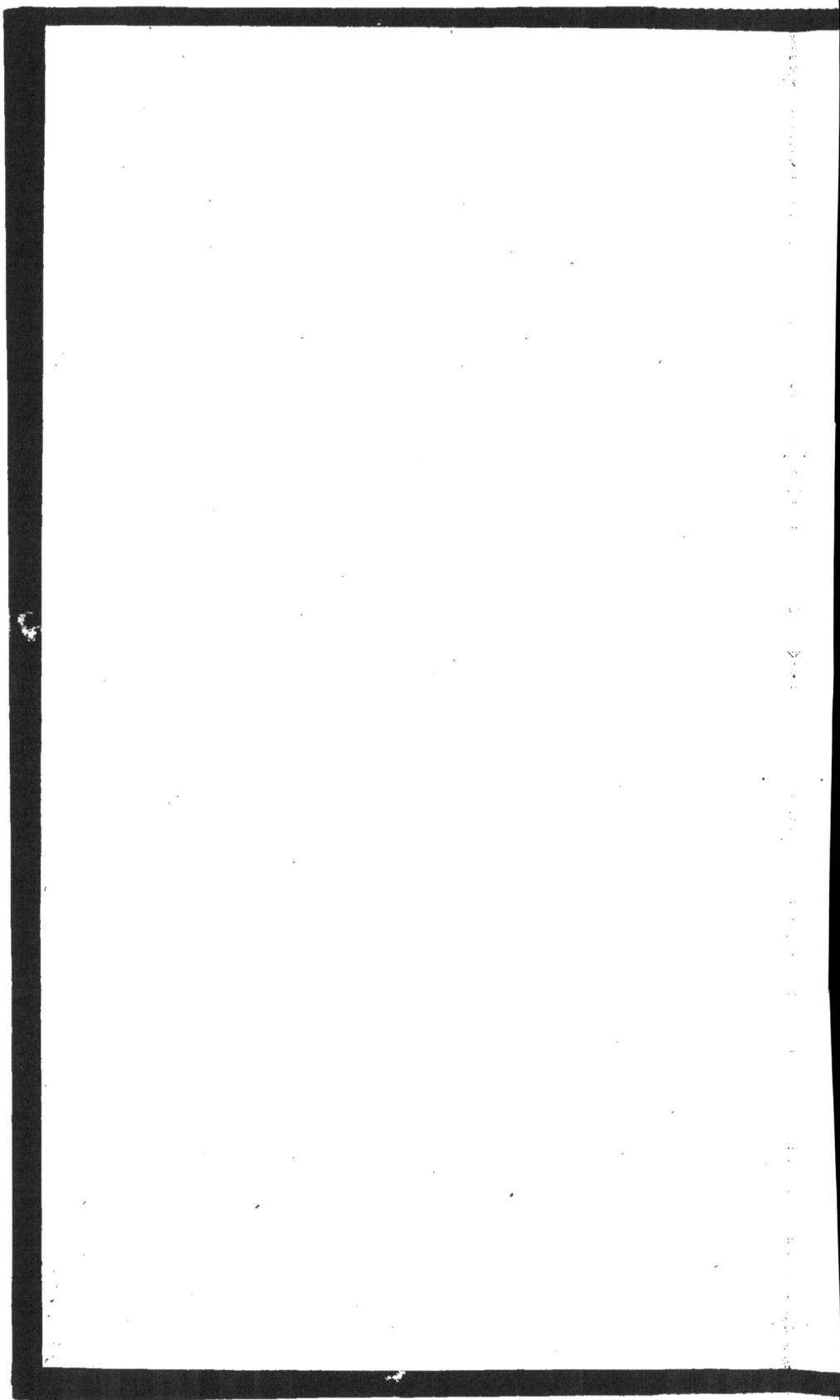

ТБ 64
259

DU VRAI ET DU FAUX

SOMNAMBULISME

ET

DU MAGNÉTISME

RAISONNÉ

PAR

A. GOBERT (DE GONNELIEU).

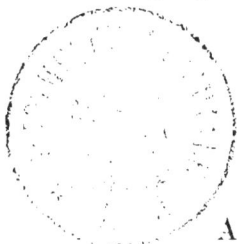

     ❦

PARIS

PICHON-LAMY ET DEWEZ
LIBRAIRES-ÉDITEURS
15, rue Cujas

ADRIEN DELAHAYE
LIBRAIRE-ÉDITEUR
place de l'École de Médecine

1869

INTRODUCTION

—

Depuis longues années, que je me livre aux études, traitant de tout ce qui a rapport à la pensée d'autrui, j'ai obtenu de grands succès.

J'ai commencé par la physiognomonie et la phrénologie, et après avoir étudié séparément les œuvres du docteur Gall et de Lavater, j'en ai pu tirer certaines conclusions avantageuses.

Ainsi, à première vue, je pouvais dire le caractère et les défauts de tout individu ; mais, comme il est facile de se tromper, attendu que ce n'est que sur les traits du visage que l'on peut dévoiler les qualités ou les défauts, et qu'il peut arriver parfois, que l'éducation ait redressé un naturel primitivement défectueux, sans que l'expression du visage ait suivi cet heureux changement, je craignais parfois de tomber dans de graves erreurs.

Voilà la seule cause, qui m'a fait abandonner ces sciences, qui n'ont malheureusement été étudiées que par quelques individus.

Je me suis livré alors à l'étude du somnambulisme, espérant cette fois trouver plus de succès . Et d'abord j'ai cherché sur quelle base il reposait ; en un mot quelle était, pour ainsi dire, la synthèse de cette science qui a été l'objet de tant de controverses.

J'ai dû pour cela m'occuper de magnétisme. Mes débuts ont été pénibles, et bien souvent je me suis vu sous l'impression d'une profonde incrédulité, en présence de certains faits, qui certes, pouvaient, au premier abord, en imposer.

Ainsi il y a cinq ans, j'allai dans une fête des environs de Paris, pour consulter un somnambule : mais quel n'a pas été mon étonnement en voyant une diseuse de bonne aventure, les yeux grands ouverts.

C'est de cette époque que date le commencement de mes recherches, et je suis heureux des résultats de mon travail, grâce aux idées du sujet avec lequel je travaille continuellement , et sans lequel je serais encore dans l'ignorance la plus complète.

Je vais donc, en peu de mots, traiter du vrai et du faux somnambulisme ; puis je parlerai plus au

long de la théorie du magnétisme et de quelques-
unes des observations que j'ai pu faire.

Cette brochure sera un aperçu de l'ouvrage que
je fais en ce moment, et qui sera le compte-rendu
de toutes mes recherches.

Aujourd'hui je ne fais qu'obéir aux vives sollicita-
tions de mes amis, qui deviennent de plus en plus
pressants ; et puis avant de faire paraître mon
ouvrage, je voudrais connaître l'impression, que
produira ma découverte dans le monde scientifique.
Peut-être ne devrai-je appliquer mes connaissances
acquises, qu'au point de vue médical ou des appli-
cations sérieusement pratiques ; et alors je me
verrais forcé de réserver ce secret pour moi-même.
C'est ce que nous verrons plus tard, car cette brochure va donner lieu à de nombreuses controverses.

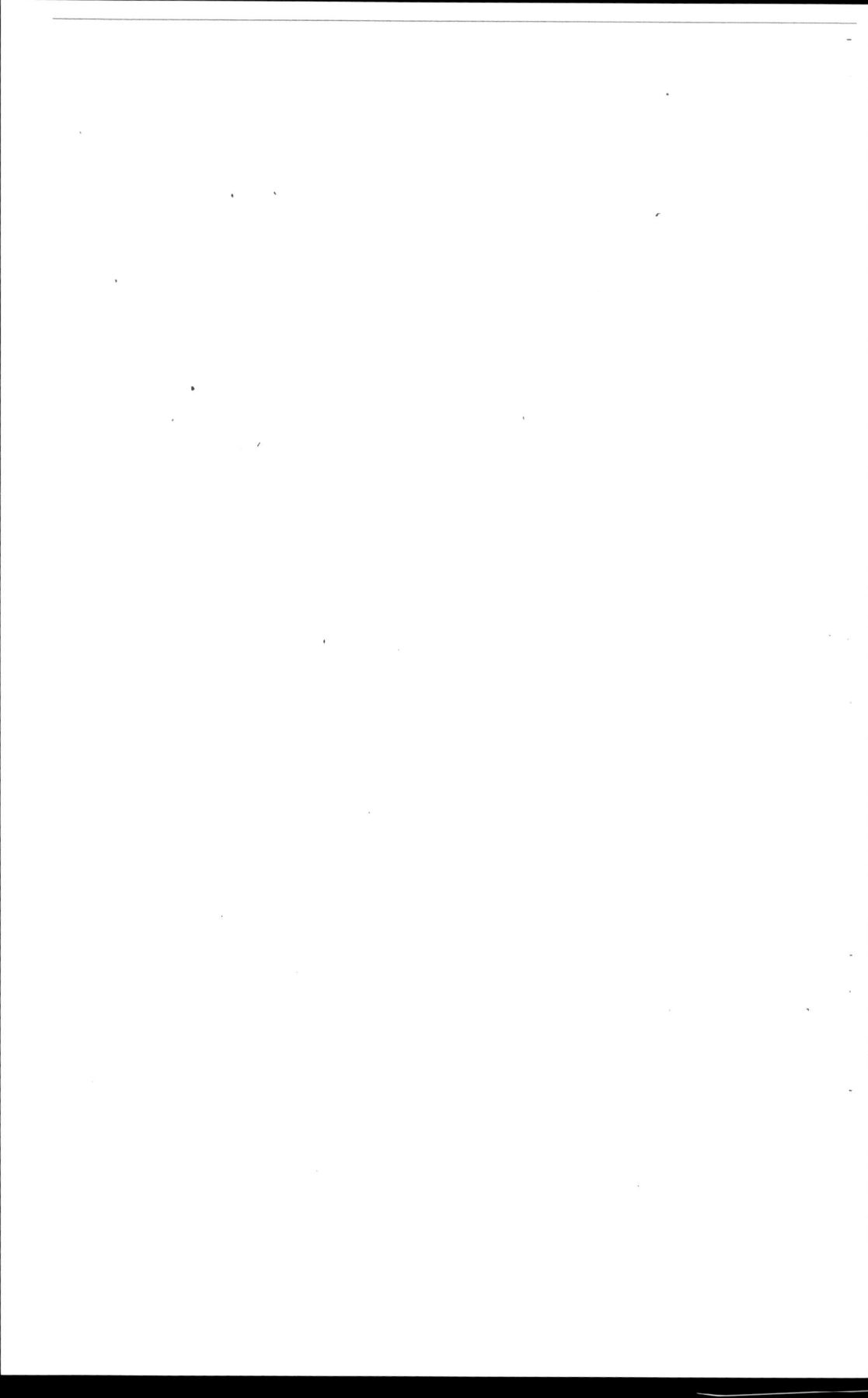

CHAPITRE PREMIER

Du vrai et du faux somnambulisme.

Jusqu'ici on n'avait pas encore bien défini le somnambulisme au point de vue de la science, et bien qu'on l'ait étudié de toutes les manières, on n'était pas encore parvenu à relever le voile qui nous cachait cette belle science.

On va beaucoup me critiquer, mais on ne peut plus (comme on l'a fait de 1830 à 1850, époque où le somnambulisme fut beaucoup pratiqué) condamner les personnes s'occupant de magnétisme.

Tout le monde sait qu'il y a des lois sévères portées contre lui ; je suis loin assurément de prétendre qu'elles ne soient point bonnes en elles-mêmes, puisqu'elles défendent l'humanité contre les fourbes et les escrocs : mais il est à regretter qu'elles aient empêché beaucoup de recherches.

Une distinction importante est nécessaire dans leur

application ; et contre tous ces individus qui, se disant somnambules, ne savent même pas ce que c'est, je réclame une sévérité plus grande, que celle même qu'a établie le législateur.

Quant *aux vrais* somnambules, leur nombre en est tellement restreint, que je ne crains pas d'avancer qu'il n'y en a pas cinq. Et quand je parle de somnambules, il ne faut pas confondre avec l'état somnambulique, que l'on rencontre quelquefois dans le magnétisme ; à bien plus forte raison n'ai-je pas l'intention de parler de ces personnes infâmes qui simulent le sommeil, en se mettant une bague sur le front, ou en employant tout autre moyen qui est, comme le premier, incompatible avec le magnétisme.

Tous les auteurs qui ont écrit, soit sur le magnétisme, soit sur le somnambulisme, ont dit, en parlant de ce dernier, que cet état de lucidité était toujours l'effet du magnétisme.

C'est une erreur profonde, car il en est indépendant.

Le somnambule lucide, celui que je désignerai désormais sous le nom de vrai somnambule, le devient soit en naissant, soit à la suite d'une certaine maladie.

Le somnambule de naissance est d'un tempérament lymphatique ; mais il perd sa lucidité dès l'âge de la puberté.

Le somnambule à la suite d'une maladie que je ne nommerai pas dans cet ouvrage conserve cet état toute sa vie : mais suivant qu'on l'a fatigué plus ou moins, il dit la vérité plus ou moins longtemps.

Il en est qui s'endorment tout naturellement, sans le savoir : à d'autres il faut la pression du fluide magnétique.

Les somnambules ne voient pas tous de la même manière, chose ignorée jusqu'ici, et c'est une observation très-curieuse, dont je réserve les détails et les explications pour le traité, que je fais en ce moment: car je sais comment chacun d'eux voit, comment chacun fait pour rechercher un objet perdu, une personne même inconnue fut-elle à des distances incommensurables.

Pour connaître la pensée de chacun, les moyens sont aussi bien différents : il n'y a que pour les maladies, où les vrais somnambules s'accordent : en effet, mis en contact avec le malade, ou un objet envoyé par le malade, le somnambule ressent les mêmes douleurs que le malade lui-même.

Si le somnambule est bien disposé, si le malade et la personne qui l'interrogent lui sont sympathiques, il n'est pas besoin de le mettre en présence d'un objet appartenant au malade, le somnambule se donne de la peine alors.

Une observation très-curieuse, il indique toujours, que tel ou tel médicament doit être pris dans telle maison plutôt que dans telle autre : ce qui prouve une fois de plus qu'en pharmacie, il ne faut pas chercher le bon marché ; car il est si facile de tromper. C'est donc un tort que le public a de faire si peu de cas de la qualité des médicaments.

Le somnambule est doué d'une intelligence qui, sans être complétement supérieure, est beaucoup plus qu'ordinaire. Il doit posséder une certaine instruction. S'il connaît un langage par signe, il demande à parler ce langage et parfois il répondra en langue étrangère, s'il en connaît bien entendu et que la personne avec qui il est en rapport connaisse cette langue. Cela vient de ce que le sommeil l'alourdissant, il est en quelque sorte opprimé par une telle paresse, que souvent il ne veut pas se donner la peine de chercher ses mots.

Le somnambule, pour conserver sa lucidité, doit être soumis à un certain régime et toujours interrogé par le même individu.

Nous verrons dans le chapitre suivant, que le magnétisme consiste en ce phénomène, à savoir, que deux fluides magnétiques agissent en sens contraires; de telle sorte que l'individu qui magnétise cède de sa force au sujet magnétisé.

Au point de vue du somnambulisme, je dirai que toute lumière dégageant infailliblement de la chaleur à un degré plus ou moins intense, et tout fluide calorique étant essentiellement lumineux, il en résulte que partout où pénètrent les fluides caloriques il y a infailliblement lumière et par conséquent clarté: de là perception facile, des vrais somnambules, à travers les corps les plus opaques ; car tous les corps sont pénétrables aux fluides caloriques.

L'individu mis en état de somnambulisme, et dont on n'exige rien, jouit d'un bonheur extrême. Ce bonheur est tel qu'il voudrait toujours rester dans l'état où il se trouve.

Dégagé de toute entrave corporelle, livré à lui-même dans l'immensité, son esprit découvre tout autour de lui des merveilles toujours nouvelles. Son état est un état de ravissement contemplatif, et quand on l'interroge, on l'arrache le plus souvent à de délicieux tableaux, à des préoccupations agréables qu'il ne voudrait pas abandonner.

Et si j'ai dit que l'individu somnambule doit avoir une certaine instruction, c'est afin qu'il ne soit pas obligé de chercher ses expressions, ce qui le fatigue toujours beaucoup.

On s'est demandé dans beaucoup de cas si l'on pouvait passer du sommeil ordinaire au sommeil somnambulique et réciproquement : cela ne peut avoir lieu dans aucune circonstance.

On s'est demandé aussi, si un sujet, endormi par un individu, pouvait endormir ce même individu. Non, cela est impossible : néanmoins avec de l'énergie et de la volonté de la part des deux sujets, on arrive à ce que l'on appelle le sommeil : quant à faire dormir, jamais. C'est surtout à la suite de cette expérience qu'on peut raconter l'effet éprouvé dans la magnétisation, mais je reviendrai sur ce sujet.

L'individu à qui l'on a procuré ce sommeil est en extase, il a complétement perdu la conscience de tout ce qui se fait autour de lui ; il jouit pour ainsi dire du sommeil ordinaire avec la différence, qu'au moindre bruit, à la première parole, il se réveille.

Pour expliquer la plupart de ces faits, il faut admettre que le sommeil somnambulique vient du magnétisme, ou si vous voulez, d'une force nouvelle ajoutée à celle que possédait primitivement le sujet.

Certains individus, aussitôt la nourriture prise, alors que l'élaboration commence, n'éprouvent-ils pas le besoin de repos, ou si vous voulez envie de dormir, s'ils ne se donnent pas de l'exercice?

Or si vous prenez un individu d'un tempérament spécial, il arrive parfois qu'aussitôt l'ingestion des aliments, il s'endorme du sommeil somnambulique :

ce fait s'explique tout simplement : ces aliments nouvellement ingérés, dont l'élaboration a commencé, font une force en plus qui vient se déverser en un point unique.

L'individu, mis en état de somnambulisme, sait tout ce qui se passe autour de lui, il sait endormi ce qu'il sait éveillé, et chaque fois qu'il se rendort ce qu'il a dit les fois précédentes.

Mais lorsqu'il retourne à l'état de veille, il ignore tout ce qui s'est passé. Il sort comme d'un songe dont il ne peut pas se rappeler. C'est que la pression du fluide dégage son intelligence de la matière et l'expand au dehors au lieu de réagir sur lui-même.

La même chose a lieu lorsque nous sommes livré au sommeil. Tantôt notre imagination fait que nous nous occupons de tout ce qui est terrestre. Notre action s'étend autour de nous de telle sorte qu'elle sature pour ainsi dire nos organes cérébraux ; alors, nous conservons à notre réveil le souvenir exact de toutes les images qui se sont présentées à nous, et parfois, nous sommes en proie à d'affreux cauchemars, qui sont quelquefois le résultat des pensées qui ont occupé nos derniers moments de la journée.

Maintenant, il nous arrive d'avoir des rêves doux et caressants ; notre sommeil est tranquille et léger ; mais, au réveil, tout s'en va et impossible de nous rappeler aucune des idées qui ont occupé notre esprit.

C'est ce qui arrive au somnambule : l'incitation de la matière pousse son fluide intelligent au dehors et l'expand, au lieu de réagir sur lui-même.

Si cependant l'individu qui interroge le somnambule voulait concentrer son action au moment du réveil, ce dernier pourrait conserver un souvenir vague et confus du fait, sur lequel on aurait attiré l'attention.

Cette concentration de la volonté, nous en avons des preuves évidentes :

Ainsi lorsque nous nous mettons au lit avec la volonté de nous réveiller à telle heure de la nuit, nous nous réveillons toujours suivant notre intention.

L'eau est le plus grand ennemi du somnambule. Il lui est donc impossible, dans sa lucidité la plus grande, de passer la mer.

Nous-mêmes, dans un songe, n'avons-nous pas horreur de tout ce qui, à l'état de veille, peut nous être nuisible et désagréable.

Le somnambule est ennemi de tout bruit : un cri aigu pourrait tout aussi bien que n'importe quelle chose, capable de le troubler dans ses recherches, le faire tomber en catalepsie ; une sensation quelconque, capable de le réveiller subitement, lui donnerait instantanément la mort.

Le vrai somnambule n'aime pas le mensonge ;
il est ennemi de toute fausseté ; j'ai été témoin un
jour du fait que voici :

Un étranger, ayant entendu parler de mon succès,
vint me voir à l'heure que j'avais indiquée pendant
que je faisais mes expériences et pour m'en imposer,
il mit avant d'entrer une décoration à sa bou-
tonnière.

A peine était-il entré que le sujet sous le sommeil
somnambulique se lève et vient arracher la décoration et la jette à terre en disant : Je n'aime pas
les gens faux. Le pauvre Monsieur, tout confus,
m'avoua qu'en effet il n'était pas décoré et s'excusa
du mieux qu'il put. Cet individu était vaincu ; il
venait en quelque sorte en curieux : lorsqu'il sortit
de chez moi il croyait au somnambulisme.

Ce dont il faut surtout se pénétrer, c'est de la
théorie. Combien en est-il qui croient au somnambulisme et qui à la première objection sentent
toutes leurs idées s'envoler ; et il ne reste plus rien
de ce qui faisait précédemment l'objet de toute leur
croyance. Les ennemis du somnambulisme sont
très-nombreux.

Il en est qui le sont parce qu'ils ont été trompés.
En effet toute personne voulant connaître le somnambulisme va rencontrer des obstacles incroyables.

Voulez-vous prendre un livre traitant de cette science, vous trouverez partout la même erreur.

Le défaut vient de ce qu'on n'a jamais étudié avec un sujet sous les yeux.

Il en est d'autres qui le sont par intérêt : ce sont les cartomanciens et les chiromanciens qui, prenant toujours le faux nom de somnambule, achèvent d'induire en erreur tous ceux qui ont voulu s'en occuper.

Je ne demande pas que ces professions soient interdites : mais ce que je voudrais, c'est de défendre de porter le faux nom de somnambule.

J'ai dit qu'il n'y en a pas cinq vrais, ainsi, vous voyez qu'on ne doit pas retrouver ce nom dans les fêtes et partout. D'abord soyez persuadé que le vrai somnambule ne va pas aller sur les places publiques au milieu des cris et du tapage, puisqu'il est ennemi de tout bruit aussi bien que du mensonge. Et puis s'endormirait-il pour vingt-cinq centimes pour se réveiller aussitôt après?

Il y a quelques jours, poursuivant mes recherches, j'allais à Sèvres où je savais trouver un faux somnambule. Voici à quelle enseigne je m'arrêtai.

SÉLÈBRE Me MARTRE SOMNAMBULE

Qui a été admise à l'Exposition universelle de 1867

Arrêtez-vous et entrez ; C'est ici que la Sélèbre
Me MARTRE tient ses séances.

Entrée 0 fr. 25 centimes.

a quéromancie qui vient de *Quéron.*

Eh bien que penser ?

Poussé par la curiosité, espérant trouver une
malice nouvelle, j'entrai et je dis à la somnambule,
la célèbre Madame Martre, que je voulais la voir
s'endormir. Je donnais pour raison, qu'ayant un
malade dont j'avais perdu tout espoir, je voulais
avoir recours au somnambulisme ; or donc, que si
j'étais satisfait, je viendrais la chercher le lende-
main et je lui donnerais ce qu'elle me demanderait.

J'étais certain du fait, je pouvais m'avancer. Voici
sa réponse :

Je ne dors pas, autrefois je dormais, mais, maintenant, je ne peux plus le faire, et comme je lui en
demandais la raison elle me dit qu'elle avait trop
dormi et qu'à parler franchement elle n'avait jamais
dormi. Puis elle me conta qu'elle avait travaillé au
Salon Rivoli et que là on avait voulu l'endormir,
mais qu'on n'y était jamais arrivé, qu'elle avait

2

donc fait semblant, et qu'ainsi elle s'endormait et se réveillait à volonté.

Je m'abstiens de toute réflexion.

Maintenant, je pourrais bien donner une raison, pour empêcher ces gens de continuer leur état, parce qu'ils sont nuisibles à la société : non pas, bien entendu, aux gens sensés, mais il est des individus assez crédules qui vont porter leur vingt-cinq centimes et qui, selon qu'on leur dise, — on vous hait — quelqu'un vous nuit, — on vous a volé, — vous réussissez, — obéissez donc à votre premier mouvement, — écoutent de point en point ces mensonges infâmes et bien plus les exagèrent.

Le vrai somnambule n'a rien de commun avec ces fourberies ; s'il dit qu'on vous a volé, il dira quel est le voleur et l'emploi qu'il a fait de l'objet volé.

CHAPITRE II

Du magnétisme raisonné

Le magnétisme repose sur certains phénomènes physiques, qui consistent en ce que deux fluides magnétiques agissent en sens contraire. L'individu qui magnétise donne de sa force au sujet magnétisé.

Cette déperdition de forces est extrêmement sensible : néanmoins ces forces perdues se recouvrent facilement ; quant au sujet magnétisé, il perd sa force acquise dans l'action.

Tout corps, quel qu'il soit, à l'état solide ou à l'état liquide, possède une chaleur relative que l'on peut appeler chaleur normale : et il est possible d'augmenter et de diminuer cette chaleur par des moyens physiques, naturels ou artificiels.

La température ordinaire fait la base de la température normale qui n'est qu'arbitraire, puisqu'elle peut varier à l'infini ; mais il faut l'admettre en principe.

Lorsque nous projetons notre chaleur sur un sujet, nous le pénétrons, nous l'imprégnons de cette chaleur.

C'est donc de la chaleur en plus que nous avons déversé sur lui : mais cette chaleur a été élaborée en nous, elle porte en lui la force, l'arôme et le principe de vitalité qui nous est inhérent.

Mais, comme tout ce qui émane de nous, par radiation calorique, a été élaboré en nous et participe de notre intelligence, il s'en suit que le sujet reçoit notre principe de vitalité et d'intelligence, qui viennent s'ajouter aux principes de vitalité et d'intelligence qui lui sont propres.

Il reçoit donc une part de nos mobiles intentionnels, insuffisante d'abord pour influencer son état physique, mais qui, à force d'addition et de saturation, finissent par aliéner son état mental, et par là mettre son état physique sous notre domination.

Qu'arrive-t-il lorsque nous enivrons un ami ? nous pervertissons son être moral et bientôt il nous abandonne son être physique. Ce sont surtout les gaz alcooliques qui agissent sur lui. Il s'est ingurgité un liquide, c'est vrai : mais, si au lieu de cela, notre ami avait distillé du vin, ou s'il avait respiré du protoxyde d'azote, en suffisante quantité, il serait, sans s'être ingurgité quoi que ce soit, dans le même état de perturbation et n'obéirait pas davantage à notre volonté. C'est que cette vapeur alcoolique et ce gaz sont d'une passivité intentionnelle complète, et conséquemment à l'action desquels il cède, mais n'obéit pas.

Si, au contraire, nous saturons de notre fluide calorique et aromatisé un sujet que nous voulons mettre en état de somnambulisme, notre fluide emporte avec lui le cachet de notre intention, qui finit par le dominer d'autant plus, que nous le saturons davantage de notre fluide aromatique et surtout intentionnel.

Les vapeurs, gaz et fluides émanant de nous qui le pénètrent, et qui le placent moralement et physiquement hors de lui-même, sont pourvus par notre force de volonté d'une puissance intentionnelle à laquelle il obéit : tout est là.

J'ai dit que tout corps possède une chaleur relative : est-il besoin d'expliquer que le marbre n'a pas la même température que le bois ?

La chaleur de notre corps est en raison directe de la précipitation, du mouvement, et chez certaines personnes, elle devient parfois d'une excessive expansion.

Pour donner une idée de la chaleur qui est inhérente à notre corps, il suffit de porter la main sur n'importe quelle partie de notre individu, et c'est un point sur lequel j'ai de nombreuses observations à faire, observations bien simples et qui cependant étonneront beaucoup de monde. Mais je réserve ces observations pour plus tard.

Cette chaleur, nous la puisons dans l'atmosphère, dans nos aliments qui ne font pour ainsi dire qu'alimenter le feu de la vie.

Le sang dans la circulation entretient notre corps à une température généralement égale, qui augmente ou diminue selon l'exercice que nous prenons ; c'est cette chaleur que nous appelons fluide magnétique, qui possède une odeur particulière à sa nature, de même que tout corps solide ou liquide a son arôme particulier.

L'eau elle-même, prise en masse, a son arôme que nous reconnaissons et qui influence notre état physique.

Nous dirons donc que le magnétisme est la manifestation de la faculté que possèdent certains individus d'agir sur d'autres individus par le moyen de la volonté.

L'action qui en résulte est plus ou moins puissante, selon le degré d'énergie dont est doué l'individu agissant, et elle est plus ou moins ressentie par le sujet, selon qu'il est dans des conditions plus ou moins favorables à l'absorption du fluide magnétique, et selon qu'il se soumet à une passivité plus ou moins complète.

Tout dépend du tempérament et de la volonté.

Il est des individus, qui ne peuvent jouer le rôle actif ni le rôle passif, cependant le cas est très-rare.

Le sujet, magnétisé par un individu, ne peut magnétiser ce même individu. Néanmoins avec de l'énergie et de la volonté de la part des deux individus, le sujet, qui joue à son tour le rôle passif, éprouve dans cette circonstance mieux que dans toute autre, les effets de la magnétisation.

A un moment donné, il sent un engourdissement général, que l'on peut comparer à une électrisation faible et continuelle, ou bien encore au fourmillement que l'on éprouve, lorsqu'un membre est engourdi, avec cette différence que ce fourmillement est beaucoup moindre; alors il sent son sang couler dans les veines; la circulation est ralentie; enfin il a perdu connaissance; le voilà en extase, mais à la première parole, il lève les yeux; il sort comme d'un rêve dont il ne peut se rappeler : le fluide magnétique avait assez de force, pour le mettre en cet état, mais pas assez pour le faire dormir.

Dans la magnétisation ordinaire, accompagnée ou non de somnambulisme, suivant l'effet que le magnétiseur veut obtenir, le sujet éprouve les mêmes sensations.

Le magnétisme est la chose la plus répandue et la moins connue: comment est-on arrivé jusqu'à ce jour sans reconnaître que nous nous magnétisons les uns les autres ?

Je vais choisir l'exemple qui se présente le plus souvent :

Prenez deux individus homme et femme avant le mariage, d'un tempérament et d'un caractère différents; et voyez ce qu'ils sont après six mois de mariage (souvent un temps bien moins long est suffisant). Le temps est en raison inverse de la sympathie qu'ils ont l'un pour l'autre. Observation faite, on trouve que le caractère est le même, et que de ces deux tempéraments, il n'y en a plus qu'un. Que l'un d'eux vienne à mourir d'une affection grave, d'une phthisie par exemple, il n'est pas rare que l'autre meure de la même affection. Et si la mort vient en premier lieu pour le mari la femme le suivra de plus près parce que sa nature est plus sensible à l'action du fluide magnétique.

Et toujours après la mort du dernier, voici les questions que l'on se fait : une personne si forte et si robuste, qui s'en serait jamais douté ! Alors le médecin demande si personne de la famille, les aïeux, n'ont été atteints de cette maladie; on lui dit le fait; cela lui suffit : mais le pourquoi ? il ne songe pas à attribuer au magnétisme cet effet désastreux.

Le magnétiseur donne donc son sang au sujet qu'il magnétise; aussi doit-il être dans des conditions de santé parfaite.

Avec le magnétisme on peut expliquer la contagion des maladies.

On dit, en principe, qu'une maladie n'est contagieuse, que pour les individus moins âgés que la personne atteinte de cette maladie.

Et il faut admettre, également en principe, que le fluide magnétique est en raison directe de l'âge de l'individu : c'est-à-dire que tout individu pourra exercer, avec succès, son fluide magnétique, sur un autre individu moins âgé.

Or donc que se passe-t-il dans la contagion ?

Toutes les maladies contagieuses sont accompagnées de fièvre. En d'autres termes, le malade est pourvu d'une chaleur beaucoup plus grande qu'à l'état normal. Cette chaleur porte avec elle l'arôme, la force et le principe de la maladie.

Eh bien, si pourvue de cette chaleur une personne

moins agée se présente devant lui, le malade magnétisera d'autant plus cette personne, qui se trouve dans un état favorable à l'absorption du fluide magnétique, qui emporte avec lui les éléments de la maladie, toute prédisposée qu'elle est, par la crainte.

Voila donc cette personne atteinte de cette maladie et parfois sans cette prédisposition il n'en serait pas résulté un résultat si fâcheux ; de même qu'il arrive aussi, que certains individus résistent momentanément à l'action du fluide magnétique.

Cette donnée suffit pour voir combien d'erreurs et d'imprudences on voit en ce monde.

Le magnétisme est la chose puissante par excellence. Nous en ressentons souvent l'effet et parfois, il nous arrive des désordres très-graves, dont nous recherchons vainement la cause. L'homme y est sujet dès sa plus tendre enfance. Ainsi, les convulsions chez les enfants, nous en offrent un exemple frappant.

Si le motif, qui les provoque, était connu, on pourrait les éviter facilement, et cela, en mettant en pratique les conseils que je ne cesse de répéter chaque jour :

NE ·REGARDEZ JAMAIS UN ENFANT, ET NE LUI PRENEZ JAMAIS LA MAIN, LORSQU'IL EST PRÊT A

s'endormir, parce que si l'enfant est nerveux
il tombera dans des convulsions.

Et si malheureusement, le lait faisant la nourriture de l'enfant, (que ce soit le lait d'une nourrice
ou d'un animal quelconque) était légèrement
échauffé, les convulsions seraient atroces et pour-
raient occasionner la mort.

Les convulsions nerveuses sont heureusement
celles qui sont les plus fréquentes, surtout, chez les
enfants nés avant terme. Elles sont moins dange-
reuses que les autres qui malheureusement peuvent
souvent occasionner de graves accidents.

Il y a quelques jours encore on me citait la mort
d'un ouvrier âgé de trente-sept ans qui s'était cou-
ché comme d'habitude le soir à côté de sa femme.
Il était d'une bonne constitution, ne faisant jamais
d'excès. Il y avait une heure environ qu'il était au
lit, lorsque sa femme l'entendit parler. Réveillée en
sursaut et croyant son mari malade, elle se jette en
bas du lit, et demande ce qu'il veut ; l'individu
dans un mouvement convulsif se lève à demi et
retombe comme une masse : il était mort. Sa femme
raconte qu'il rêvait assez souvent tout haut, mais,
que jamais, elle n'avait rien remarqué, qui put pro-
duire un pareil résultat.

Sans aucun doute le réveil forcé l'a tué immédiatement.

Cette mort, triste exemple du somnambulisme, nous prouve que tout le monde devrait connaître, si non le magnétisme, au moins les accidents qu'il peut occasionner, afin de les éviter.

On a contredit le magnétisme ; puis, des individus intéressés à nier ses avantages, ont parlé des dangers qu'il présente : et pourtant le voici arrivé à l'état de science, voici que les portes de la Faculté de médecine de Paris lui sont ouvertes, et que les docteurs les plus incrédules s'inclinent devant les prodiges opérés par cette science.

Je viens de parler de ses dangers ; mais quels sont-ils ? Dès que l'on connaîtra l'énorme somme des avantages qu'il présente, ces craintes puériles auront disparu.

Et d'ailleurs quelle science n'en a pas? La connaissance de la médecine aussi bien que des préparations pharmaceutiques ne présente-t-elle pas son danger physique et moral?

L'homme criminel n'y trouve-t-il pas, pour le seconder dans ses mauvais desseins, des soporifiques aussi bien que des poisons ?

Faut-il condamner l'étude des sciences utiles, parce qu'elles peuvent recéler quelques dangers toujours reconnus, tôt ou tard ? Autant vaudrait-il supprimer les rivières, parce que de temps en temps quelques individus se noient dans leur lit.

Abstraction faite des services, qu'aidé du somnambulisme, le magnétisme peut nous rendre dans toutes les maladies qui nous assiègent, il nous offre un horizon immense de moralisation. L'homme y voit qu'un pouvoir de plus lui est donné de pratiquer le bien. Le soulagement qu'il peut apporter à ses semblables, le calme qu'il peut procurer à leur esprit l'en rapproche facilement et lui apprend à les aimer avec tendresse.

Comme moyen curatif, avec lui, la plupart des douleurs disparaissent en quelques minutes, et comme par enchantement.

L'homœopathie est la chose la plus fausse. Dans cette médication, il n'y a que la foi qui sauve. Il ne faut pas s'étonner, si elle a quelques partisans, les malades n'ont à prendre aucun médicament désagréable : de l'eau pure alcoolisée, ou simplement un atome de sucre de lait, ou si vous voulez, un atome d'une masse inerte.

Chacun peut être, tout à la fois, son médecin et son pharmacien.

Ce qui m'étonne le plus, c'est que l'on trouve des médecins, faisant au gré du malade, de l'homœopathie ou de l'allopathie, c'est-à-dire blanc ou noir.

Une erreur comme celle-là ne saurait être tolérée plus longtemps.

L'allopathie est vraie au moins, et la plupart des médecins ont des connaissances et de l'expérience ; près du malade ils emploient tout leur savoir, ne remettant point au soin de la nature d'opérer la guérison d'une maladie, de peu ou beaucoup de gravité.

Mais il est des médicaments, et je n'exagère pas en disant que les trois quarts sont nuisibles.

Tous les narcotiques sont très-mauvais. L'opium, par exemple, porte au sommeil ; il enivre, il rend le sang lourd, épais, il obscurcit l'intelligence et la mémoire et lorsqu'on en abuse, il cause l'idiotisme.

C'est un poison des plus dangereux, il tue lentement, mais que de souffrances. Nous en avons un exemple dans les Arabes qui le fument ; je m'étonne que connaissant les effets désastreux de ce poison, on en ait fait un médicament qui est celui que l'on retrouve dans toutes les formules pharmaceutiques ; on ignore que le sommeil, procuré par l'opium, cause des souffrances bien plus grandes que celles dont le malade est primitivement accablé.

Fort heureusement, l'allopathie possède d'autres

médicaments qui ont un effet justement connu. Les vésicatoires sont du nombre.

Il est encore une médecine, connue sous le nom de l'auteur, Raspail.

Elle est bonne quant au fond, mais l'abus que l'on fait de ses médicaments la rend plus nuisible qu'utile.

Il faut donc songer à une petite réforme sérieuse dans les études aussi bien que dans la pratique. Quelle sera cette réforme, nous le verrons plus tard.

J'avoue d'abord que le magnétisme ne peut réussir à tout le monde, et c'est une preuve de plus que ce n'est pas du charlatanisme.

Pour mon compte, j'ai fait de nombreuses expériences : c'est ainsi que j'ai vu qu'un idiot, sous l'influence du sommeil somnambulique, devient exactement comme toute autre personne : mais, à son réveil, il rentre dans son état normal.

J'ai besoin de réitérer beaucoup de mes expériences, avant de les livrer à l'appréciation des hommes éclairés et instruits.

Dès que j'aurai leur approbation, je publierai un ouvrage dans lequel je traiterai de toutes les maladies en particulier, indiquant pour chacune d'elles, et selon les différents tempéraments des personnes qui en sont atteintes, toutes les prescriptions à suivre pendant les diverses périodes de la maladie.

Je parlerai du *magnétisme massé*, et je donnerai jusque dans leurs plus petits détails, les avantages qu'il nous offre, au point de vue de la thérapeutique.

FIN

318 — Abbeville. — Imp. Briez, C. Paillart et Retaux.